LA

Névrose d'angoisse

(TROUBLES NERVEUX D'ORIGINE SEXUELLE)

PAR

le Dr A. MANAUD

Élève de l'École du Service de Santé militaire

« La philosophie n'estrive point contre les voluptés naturelles, pourveu que la mesure y soit joincte, et en prêche la modération, non la fuite. »

(MONTAIGNE, *Essais*, livre 3, c. V.)

LYON

A. STORCK & Cie, ÉDITEURS

8, rue de la Méditerranée

1900

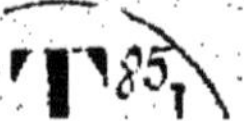

Dr A. MANAUD
Élève de l'École du Service de santé militaire

LA
Névrose d'angoisse

(TROUBLES NERVEUX D'ORIGINE SEXUELLE)

« La philosophie n'estrive point contre les voluptés naturelles, pourveu que la mesure y soit joincte, et en prêche la modération, non la fuite. »

(MONTAIGNE, *Essais*, livre 3, c. V.)

LYON
A. STORCK & Cie, ÉDITEURS
8, rue de la Méditerranée
1900

Après nous avoir guidé dans le choix de ce sujet et nous avoir aidé de ses conseils, M. le professeur Lacassagne a bien voulu nous faire le grand honneur de placer ce travail sous le patronage de sa haute autorité scientifique. Nous l'assurons de notre reconnaissance la plus vive. A son enseignement, nous devons cette conception élevée des sciences médicales, qui en élargissant pour le médecin les horizons de la pensée, constitue le charme et l'intérêt de sa profession. En reconnaissant cette influence du Maître sur notre évolution intellectuelle, nous l'assurons que le charme de ses entretiens et son accueil toujours bienveillant resteront parmi les meilleurs souvenirs de nos études médicales, et que toujours nous nous honorerons d'être son élève.

M. le Dr Tournier, après des observations et des travaux longtemps poursuivis, est arrivé à des conceptions personnelles sur le sujet qui nous occupe. Il a bien voulu nous initier à ses travaux, et nous faire part de ses idées : nous le prions d'agréer nos remerciements bien sincères. Nous nous estimerons heureux si, malgré notre expérience bien jeune encore pour traiter un sujet aussi délicat, nous avons bien interprété sa pensée.

INTRODUCTION

De l'ancienne névropathie, véritable chaos de troubles nerveux les plus variés, se sont successivement dégagés des types nosologiques de plus en plus précis, qui ont acquis droit de cité dans la pathologie nerveuse et sont devenus classiques.

Depuis les travaux de la Salpêtrière, l'hystérie est devenue une maladie bien individualisée, « une et indivisible », suivant l'expression de Charcot.

Beard, en Amérique, a pour ainsi dire créé la neurasthénie et a dégagé cette entité morbide des nombreuses descriptions vagues et confuses qui encombraient la littérature médicale.

Mais en dehors de ces deux grandes névroses, il existe encore, suivant le mot de Charcot, « toute une poussière cosmique » d'états névropathiques qu'il est difficile de classer dans un groupe nosologique. Un grand nombre de ces symptômes ont été rattachés à la dégénérescence héréditaire. Morel désignait de ce nom l'évolution progressive par hérédités accumulées, d'une tare nerveuse, d'une déviation de l'équilibre nerveux et mental. M. Magnan, développant les idées de Morel, ne considère pas seulement la dégénérescence comme l'évolution dans le temps, la marche progressive et héréditaire d'une tare nerveuse, mais il désigne par ce terme un ensemble clinique, un groupe de stigmates physiques et psychiques qui constituent l'apanage de la famille névropathique.

On a eu le tort de ranger dans la dégénérescence héréditaire beaucoup de symptômes, résidu de toutes les névroses, qui rattachés successivement à l'hystérie et à la neurasthénie, n'ont pu trouver place dans le cadre de ces deux maladies. « Nous touchons là, dit Mathieu, à un domaine commun, à un territoire indivis encore, situé aux confins de la neurasthénie et de la vésanie, de la neurasthénie et de la dégénérescence héréditaire. »

C'est ce groupe de symptômes que nous nous proposons d'étudier dans ce travail. Il est constitué par des phobies, des obsessions se groupant autour d'un symptôme fondamental, l'angoisse avec comme phénomènes satellites ou équivalents des troubles fonctionnels des divers appareils tels que vertiges, fausse angine de poitrine, boulimie, etc. A ce syndrome décrit sous le nom de *névrose d'angoisse*, Freud en Allemagne et Tournier en France ont attribué une étiologie bien spéciale : la non-satisfaction de l'excitation sexuelle.

Nous n'avons pas la prétention de décrire d'une façon complète la névrose d'angoisse : dans un premier chapitre, après un court historique, nous examinerons quelle valeur nosologique les neurologistes modernes ont attribuée aux états d'angoisse. Le deuxième chapitre sera consacré à un exposé rapide de la symptomatologie de la névrose. Et enfin dans le troisième, nous étudierons l'étiologie sexuelle du syndrome d'angoisse.

CHAPITRE PREMIER

1° Historique

Après avoir esquissé un historique rapide des obsessions et phobies avec angoisse, nous examinerons à quels groupes nosologiques ces symptômes ont été rattachés par les auteurs qui s'en sont occupés dans ces dernières années. Ils ont été pendant longtemps étudiés par les aliénistes et confondus dans la symptomatologie des diverses formes de folie. Ritti, en 1877, résumant ces diverses théories, a décrit la plupart de ces troubles nerveux sous le titre de « folie avec conscience » (1).

« L'aliéné atteint de cette affection, dit-il, possède la notion positive de la nature morbide des phénomènes cérébro-psychiques plus ou moins bizarres dont il se sent obsédé. Mais ils s'imposent à lui, de sorte que le malheureux assiste, conscient, mais impuissant, à ce despotisme morbide. » Nous ne trouvons là aucun caractère qui permette de rattacher ces troubles à l'aliénation mentale. Un caractère essentiel permettrait au contraire de les en

(1) Ritti. — *Dict. encycl. des sciences méd.*, 1877.

détacher. Tandis que le malade qui en est atteint a conscience de son état, nous savons, d'après les théories de la plupart des aliénistes, qu'un des caractères de la folie c'est l'inconscience. Suivant le mot de Bailliarger, « la folie est une infortune qui s'ignore elle-même ».

Sans nous attarder à discuter cette distinction, nous citerons l'étude que Morel avait faite de ces différents symptômes (1), qu'il décrit sous le titre de *délire émotif*. Il en fait une névrose du système nerveux ganglionnaire viscéral ; c'est de l'irritation du grand sympathique que résulte, d'après lui, l'état émotionnel, élément essentiel de l'affection qui, s'il atteint un certain degré d'intensité, peut retentir sur l'état mental, sur l'idéation. C'est ainsi qu'il peut accidentellement se manifester à la conscience, sous forme de phobies et d'obsessions.

Vers la même époque, Westphal décrivit les mêmes phénomènes, sous le nom d'idées obsédantes, et il créa, pour ainsi dire, l'agoraphobie, type clinique de phobie qui est resté classique.

Mais tandis que Morel faisait de l'état émotif l'élément essentiel de sa névrose, pour Westphal les « idées obsédantes » sont des troubles purement intellectuels, l'angoisse qui les accompagne étant un phénomène accessoire et accidentel.

C'est à ces deux théories opposées que se sont tour à tour rangés les auteurs qui ont traité la question. Parmi ceux qui se rattachent à la théorie de Westphal, nous citerons seulement von Krafft-Ebing, en Allemagne et Magnan en France. Ils envisagent surtout le trouble de

(1) Morel. — *Arch. gén. de médecine*, 1866.

l'idéation et considèrent que dans les phobies et les obsessions l'élément essentiel, c'est l'idée envahissante qui s'impose malgré la lutte de la volonté impuissante ; l'angoisse, élément secondaire, résulte de ce conflit.

La théorie inverse qui donne la priorité à l'élément émotif a trouvé des adeptes non moins nombreux et non moins autorisés. En Allemagne Berger, Frieendrech, Kaan, etc., considèrent l'angoisse comme le phénomène essentiel, le point de départ nécessaire de l'idée obsédante. Hecker, en 1893, puis Freud, en 1895, ont été plus loin et n'ont pas hésité à isoler une véritable névrose émotionnelle, une névrose d'angoisse avec obsession et phobies.

En France également, des auteurs tels que Féré, Seglas, Ballet, Dallemagne font de l'émotivité morbide l'élément fondamental de toute obsession.

Pitres et R..., dans leur rapport au Congrès de Moscou (1897), ont fait de cette question une étude historique et clinique des plus complètes, et ils se rattachent nettement à cette dernière théorie. Avec Tournier dont les idées sur ce point se rapprochent de celles de Hecker et de Freud, nous admettrons donc qu'un état chronique d'émotivité morbide est le substratum nécessaire des états obsédants.

Nous ne rejetons pas toutefois la théorie pathogénique des obsessions que Magnan (1) a longuement développée en étudiant les stigmates psychiques de dégénérescence. Nous admettons avec lui que la lutte de la volonté contre l'envahissement de l'idée obsédante « se traduit par une angoisse et une souffrance morale intense ». Mais

(1) Magnan. — *Les dégénérés.*

tandis que, pour lui, l'idée est l'élément primordial, nous admettons qu'elle est secondaire à un état d'angoisse chronique. « Il y a ainsi une double anxiété, chez l'obsédé : une anxiété primitive, origine même de l'obsession, et une anxiété secondaire, celle qu'on appelle concomitante, résultant du conflit douloureux de la volonté contre cette idée. »

Nous essayerons d'ailleurs, plus loin, d'établir la part des phobies et obsessions qui relèvent de la dégénérescence, et d'isoler en un groupe bien défini celles qui rentrent dans le syndrome que nous nous proposons d'étudier.

2° Valeur nosologique des états anxieux

Nous allons maintenant examiner quelle place a été attribuée aux états anxieux, dans la nosographie des névroses. Les opinions les plus diverses et les plus contradictoires en apparence ont été émises sur ce point. Elles peuvent être rangées sous trois chefs principaux : Les états anxieux ont été rattachés : 1° à la dégénérescence héréditaire ; 2° à la neurasthénie ; 3° ils constituent un syndrome isolé, une véritable névrose.

1° Von Krafft-Ebing et Magnan classent les phobies parmi les stigmates de dégénérescence. Magnan les explique « par un état natif défectueux de l'organe cérébral » et ils sont pour lui « l'expression la plus haute, et la plus significative de la dégénérescence ». Il établit, a propos des obsessions, une hypothèse, une théorie pathogénique générale des troubles psychiques des dégénérés, que nous résumons dans ces lignes : Par suite du retentissement de la tare héréditaire sur le développement des centres encéphaliques, certains centres psychiques, en quelque sorte hypertrophiés, ont acquis une fonctionnalité exagérée, tandis que d'autres restent normaux, ou sont physiologiquement diminués. L'idée fixe résulte de l'hyperfonctionnement d'un centre réagissant d'une façon exagérée à une excitation normale, et produisant une action inhibitrice sur des centres à valeur fonctionnelle amoindrie. L'obsession en un mot est fonction de la désharmonie des facultés psychiques, caractère essentiel de l'état mental des dégénérés.

Non seulement ces symptômes relèvent du même mécanisme pathogénique, qui permet d'expliquer tous les stigmates mentaux des dégénérés, mais encore ils se rencontrent presque toujours mêlés au cortège symptomatique de la dégénérescence. De plus l'obsédé ou le phobe présentent toujours en dehors de leurs paroxysmes cette instabilité mentale qui caractérise les dégénérés. Enfin, Magnan donne encore en faveur de sa théorie cet argument fondamental, c'est que ces malades ont presque toujours l'hérédité très chargée. Ils sont fils d'alcooliques, de neurasthéniques, d'épileptiques, etc. Parfois même, l'hérédité est similaire. Un agoraphobe sera fils d'agoraphobe, le trouble psychique des parents s'étant reproduit avec « la netteté d'un cliché vigoureux ».

Ces arguments ne nous paraissent pas absolument concluants : nous admettrons volontiers que l'on rattache à la dégénérescence certains états obsédants survenant de bonne heure dans l'enfance ou à la puberté chez des individus à hérédité chargée, surtout si on constate la coexistence d'autres symptômes de dégénérescence.

Mais de nombreux cas d'états anxieux ont été observés chez des individus ne présentant aucun stigmate, aucun antécédent nerveux personnel ou héréditaire. Considérera-t-on comme des dégénérés ces malades atteints à une certaine époque de leur vie de quelques états anxieux transitoires et ne présentant d'ailleurs aucun stigmate névropathique ? Nous savons en effet que les stigmates de dégénérescence ont pour caractère principal leur fixité, leur persévérance indéfinie. Or Duguet, dans une statistique portant sur 100 cas d'obsessions et phobies avec angoisse, a noté 35 guérisons. Certains états anxieux transitoires survenant, à un âge parfois avancé chez des gens qui n'ont aucun antécédent nerveux, semblent plutôt se rattacher, comme nous essayerons de le démontrer plus loin, à un trouble de la vie sexuelle.

Fera-t-on par exemple une dégénérée d'une femme normale au point de vue nerveux, qui au moment de son veuvage tombe dans un état d'angoisse chronique avec phobies ? Ne semble-t-il pas plus logique de rattacher ces troubles morbides au trouble sexuel coexistant ?

Nous ferons donc la part des états obsédants qui par leur fixité et par leur apparition précoce, chez des individus manifestement dégénérés, se rattachent nettement au syndrome décrit par Magnan.

Ces réserves faites, nous nous rangerons à l'opinion de Féré, quand il dit : « Considérer tous les effets émotifs comme des stigmates de dégénérescence nécessairement inaccessibles au traitement, constitue une théorie, non seulement erronée, mais néfaste. »

Il semble d'ailleurs que l'on doive voir dans la dégénérescence un terrain, une prédisposition névropathique transmise par l'hérédité, plutôt qu'un cadre clinique. On ne saurait lui refuser sa part d'influence ainsi comprise dans la genèse de la névrose anxieuse, qui d'ailleurs, comme l'admet Tournier, se développe presque toujours sur un fond de « nervosisme » héréditaire ou acquis dès l'enfance. La dégénérescence pourrait ainsi, dans certains cas, être une cause prédisposante, adjuvante, favorisant l'action de la cause spécifique.

2° La plupart des auteurs qui ont écrit sur la neurasthénie rattachent les états anxieux à cette névrose. Beard en donne une longue énumération et en fait des symptômes neurasthéniques. Telle est également la théorie de Bouveret, qui explique les phobies et les obsessions par le mécanisme de l'épuisement nerveux. La volonté dont l'énergie est diminuée est impuissante à lutter contre l'idée obsédante, d'où l'état anxieux. Il admet de plus que les états anxieux se rencontrent toujours mêlés aux symptômes neurasthéniques et qu'ils relèvent des mêmes causes.

Levillain, dans son traité de la neurasthénie, décrit des obsessions et des phobies; mais loin d'être aussi affirmatif il en fait plutôt des complications de cette névrose, qui reconnaitraient pour cause un état héréditaire. Il se fait ainsi l'interprète de la théorie de Charcot qui rejette les états anxieux du cadre de la neurasthénie. Il semble d'ailleurs avoir voulu faire un compromis entre les théories extrêmes de Beard et de Charcot et il rattache à la neurasthénie des états phobiques atténués, simples manifestations de l'aboulie neurasthénique, et qui ne vont pas « jusqu'à la crise angoissante ».

Mathieu précise encore cette théorie; il admet qu'on

doit rattacher à la dégénérescence les états anxieux intenses, mais « qu'on n'est pas en droit de rejeter de la neurasthénie les faits dans lesquels les phobies sont en quelque sorte à l'état rudimentaire » (1).

Nous devons citer encore la théorie de Hecker qui admet l'existence d'une véritable névrose d'angoisse, dont il fait une forme de neurasthénie, et celle de Lowenfeld, qui considère les états anxieux comme un trait d'union entre la neurasthénie et l'hystérie.

Comme on le voit, les avis sont bien partagés, et il est difficile de trouver pour les états anxieux une place légitime, dans le tableau clinique d'une névrose classique.

3° Aussi ne devons-nous pas être surpris que, prenant les théories déjà anciennes de Morel, on ait fait de ce groupe de symptômes une névrose spéciale. Il semble difficile, en effet, de considérer comme neurasthéniques des gens atteints de phobie avec angoisse, et qui ne présentent, d'ailleurs, ni la céphalée en casque, ni la rachialgie, ni l'insomnie, etc... en un mot aucun des symptômes classiques de la neurasthénie, pas plus d'ailleurs qu'on ne trouve chez eux des stigmates de dégénérescence.

Aussi Freud a-t-il admis l'individualité clinique d'une névrose d'angoisse. Hecker qui en avait esquissé les principaux traits la rattachait à la neurasthénie. Freud l'a isolée et rattachée à une étiologie en quelque sorte spécifique, l'excitation génésique fruste.

En France, les premiers travaux qui, à notre connais-

(1) Mathieu. — *La neurasthénie*, p. 111.

sance, aient été faits sur cette question sont ceux de Tournier; après de nombreuses observations d'états d'angoisse liés à des troubles sexuels, il est arrivé à des conceptions analogues à celles de Freud. Ses idées ont été exprimées dans diverses publications. Dans une étude (Lannois et Tournier, *Annales des maladies de l'oreille et du larynx*, 1897), sur l'agoraphobie due à des lésions auriculaires, il rattache ce trouble nerveux à la névrose d'angoisse. Il considère la lésion auriculaire comme la cause déterminante de l'agoraphobie qui ne serait en réalité qu'une manifestation d'un état chronique d'angoisse latente liée à un trouble de la vie sexuelle. Ces idées ont été développées dans la thèse de Brun (Lyon 1897).

Plus récemment, dans une étude synthétique (1) sur l'étiologie des principales névroses, Tournier admet nettement à côté de l'hystérie et de la neurasthénie l'existence d'une névrose anxieuse, liée à un trouble de la vie sexuelle, tandis que l'hystérie relèverait d'une atteinte à l'instinct de la conservation et la neurasthénie d'une atteinte à la vie sociale de l'individu.

Nous citerons sur le même sujet les travaux de Tschisch, en Russie, qui ont fait l'objet d'une communication au VIe Congrès des médecins russes à Kiew en 1896.

Gattel de Berlin a publié, en 1898, une statistique portant sur 100 cas pris dans la clinique du professeur von Krafft-Ebing, à Vienne. Enfin Hartenberg a fait au Congrès de neurologie de Paris, 1900, une communication

(1) Tournier. — *Archives d'anthropologie criminelle*, 1900.

sur la névrose d'angoisse envisagée à un point de vue très limité. Nous essayerons dans le chapitre suivant d'établir rapidement un tableau clinique de la névrose. Nous étudierons ensuite son étiologie sexuelle que nous discuterons.

CHAPITRE II

SYMPTOMATOLOGIE

Nous essayerons de retracer dans ce chapitre le tableau clinique de la névrose d'angoisse. Nous n'accorderons pas à cette partie de notre travail les développements qu'elle comporterait, nous réservant de nous étendre plus longuement sur l'étiologie. Nous nous inspirerons pour cette étude symptomatologique des descriptions de Hecker, de Freud, de Tournier, et des observations que nous avons pu compulser ou recueillir.

Les symptômes que nous allons décrire se rencontrent soit combinés à des symptômes de neurasthénie ou d'hystérie, soit à l'état pur chez des malades ne présentant pas d'autres trouble nerveux.

Le symptôme fondamental, « le noyau de la névrose » est un état d'angoisse chronique pouvant se manifester par des phobies et des obsessions et par un certain nombre de symptômes physiques qui sont suivant l'expression de

Hecker, des états larvés, ou des « équivalents somatiques de l'angoisse ».

Le stigmate clinique de la névrose qui lui a valu son nom est un état chronique d'angoisse, d'anxiété vague. Cet état correspond à la variété d'émotivité morbide diffuse ou panophobique de Pitres et Régis.

Ces malades sont dans un état de tension émotive continue. On pourrait, suivant une expression de Pitres et Régis, comparer cette forme d'angoisse à une accumulation excessive de fluide émotionnel. Et Tournier s'exprime ainsi. « C'est, dit-il, un mal par excès d'influx nerveux, si j'osais employer cette expression purement verbale. » Il n'y a pas dépression nerveuse ou psychique, mais irritabilité, besoin de dépense.

« Un accès d'angoisse, dit Tournier, peut s'écouler dans un accès de sanglots, par des cris, par des mouvements. Le petit accès d'angoisse, c'est l'état d'énervement vrai, suivant l'expression féminine. »

Ces crises d'angoisse constituent de véritables décharges émotionnelles, déjà décrites sous ce nom (*emotional descharges*) par Weir-Mitchel. Elles sont souvent nocturnes constituant *les réveils angoissants*.

Nous empruntons à une lettre d'une femme atteinte de névrose anxieuse les lignes suivantes où l'angoisse chronique se trouve bien décrite parmi d'autres symptômes de la névrose (Obs. 1) : « Ce sont des crampes d'estomac, de folles envies de manger, un noir épouvantable ; je ne fais que pleurer. Je souffre et je languis. Je ne suis bien nulle part. Je voudrais être dehors tout le temps, aller et venir, et encore le temps me paraît long. Le sommeil n'est pas bon non plus. La nuit, je me réveille brusquement et je reste quelquefois des heures éveillée et je finis par pleurer, et ensuite je m'endors en proie à d'horribles cauchemars. Tout m'impressionne à la fois et m'énerve. Je ne puis supporter les gens qui s'embrassent. Je crois que dans tout cela, il y a beaucoup d'ennui dû surtout à sa longue absence. » En faisant la part de la sentimentalité, il est difficile de ne pas voir dans cette description, si nette dans sa simplicité, un tableau de l'angoisse chronique pathologique. Cette femme, âgée de vingt ans, présente quelques stigmates d'hystérie (ovarie, zones hystérogènes, irritabilité nerveuse); fièvre typhoïde à l'âge de dix ans; sa mère et une sœur sont mortes tuberculeuses. Elle a eu pendant quatre mois normalement ses premiers rapports sexuels. Elle en a été privée pendant deux mois et demi. C'est pendant cette période que se sont développés les troubles qu'elle décrit dans sa lettre.

C'est cet état d'angoisse chronique, que Freud a décrit, sous le nom d'attente anxieuse. Le malade est presque tout le temps dans l'état émotif que pourrait lui causer l'attente d'un malheur, bien que pas le moindre danger ne le menace effectivement. Cette notion d'un malheur possible peut rester imprécise et vague, ou se fixer sur des données psychiques, sur les idées les plus variables. Freud cite l'exemple d'une femme atteinte de névrose d'angoisse, qui chaque fois qu'elle entendait tousser son mari, atteint de bronchite banale, s'imaginait qu'il avait une pneumonie grave et qu'il allait mourir, et elle voyait en imagination son cortège funéraire. Quand elle rentre chez elle, la vue de plusieurs personnes réunies devant sa porte lui suggère l'idée qu'un de ses enfants s'est jeté par la fenêtre, etc.

Une autre forme du sentiment d'angoisse consiste dans

une tendance à « une conception pessimiste des choses » alors que l'angoisse qui accompagne cet état d'esprit atteint un degré anormal. Cette variété d'angoisse chronique confine aux formes atténuées de l'hypochondrie.

Il en est de même de cette autre manifestation de l'émotivité anxieuse caractérisée par l'angoisse de conscience, la manie du scrupule, et dont les formes intenses se rapprochent d'une façon presque insensible de la folie du doute dans ses formes atténuées.

En somme, nous trouvons toujours, comme symptôme fondamental, un état de tension émotive, d'attente anxieuse, un « quantum d'angoisse flottante » à l'état libre, et qui peut se fixer, se préciser, en s'associant à des idées, à des représentations dominantes adéquates au sentiment d'angoisse.

En d'autres termes, l'accès d'angoisse peut se produire sous forme de phobie ou d'obsession.

Mais avant de passer à l'étude des phobies et des obsessions de la névrose anxieuse, nous essayerons de résoudre une objection qui se présente naturellement a l'esprit.

Comment peut-on distinguer cette angoisse en quelque sorte pathologique et symptomatique de l'angoisse physiologique, manifestation de l'émotivité normale. Ne risque-t-on pas de voir une maladie, là où il n'existe qu'une émotion banale? Il est certain que sur ce point plus que sur bien d'autres, il est difficile de tracer une limite exacte entre la santé et la maladie.

Invoquant l'autorité de Ch. Féré (1), nous admettrons,

(1) Féré. — *Pathologie des émotions*, p. 400.

avec lui, qu'une émotion peut être considérée comme morbide : « 1° Lorsque ses accompagnements physiologiques se présentent avec une intensité extraordinaire ; 2° lorsqu'elle se produit sans cause déterminante suffisante ; 3° lorsque ses effets se prolongent outre mesure ».

Ribot admet à peu près les mêmes signes distinctifs de l'émotion pathologique : « Elle est en disproportion avec sa cause : elle est chronique ; ses concomitants physiques ont une intensité extraordinaire (1). »

Or, les états anxieux que nous décrivons présentent bien ces caractères, et doivent être considérés à bon droit comme des troubles morbides.

Les phobies et les obsessions constituent en quelque sorte un stade plus avancé de l'état anxieux. « La panophobie, dit Ribot, serait un stade préparatoire, une période d'indifférenciation. Le hasard, un choc brusque, lui donne une orientation et la fixe (peur d'une épidémie, des microbes, de la rage). C'est le passage de l'état affectif diffus, à l'état intellectualisé, c'est-à-dire concentré et incarné dans une idée fixe ; travail analogue à celui du délire des persécutions, où la suspicion d'abord vague s'attache à un homme et ne le lâche plus. » C'est la variété d'angoisse systématisée de Pitres et Régis. Un exemple historique de cette forme d'angoisse est la phobie de Pascal qui après l'accident du pont de Neuilly était obsédé par l'idée d'un gouffre s'ouvrant à ses pieds.

Freud rattache à l'hystérie ces états obsédants dans lesquels l'idée fixe est l'élément prépondérant, et qui survenant accidentellement ont mérité de cet auteur le

(1) TH. RIBOT. — *La psychologie des sentiments*, p. 210.

nom de « phobies traumatiques » (1). En admettant cette distinction, nous ferons également une part des obsessions que, dans notre chapitre précédent, nous avons rattachées à la dégénérescence et nous nous occuperons seulement dans les lignes qui suivent des phobies proprement dites qui font partie du cortège symptomatique de la névrose d'angoisse. Les nombreuses variétés de phobies décrites dans la littérature médicale peuvent se rencontrer ici. Freud les divise cliniquement en deux variétés :

1° Les phobies qui ne sont que l'exagération des peurs physiologiques (peur des serpents, du tonnerre, de l'obscurité, de la solitude, etc.) ;

2° Les phobies liées à des troubles de la locomotion : agoraphobie, claustrophobie, etc.

L'angoisse chronique, la tension émotive préexistante s'ajoute à ces peurs normales pour les exagérer jusqu'à créer des phobies.

Pour l'agoraphobie, la crainte angoissante d'une chute s'expliquerait par une attaque antérieure de vertige.

Tournier a publié plusieurs observations d'agoraphobie liée à la névrose d'angoisse et à des lésions auriculaires jouant le rôle de causes déterminantes. Nous rapporterons la suivante :

OBSERVATION 2

M..., habitant Lyon, trente ans, deux enfants. Pas d'antécédents héréditaires; la malade en 1895 a éprouvé sur une place un vertige; elle a failli tomber. Elle a éprouvé une véritable

(1) Freud. — *Revue neurologique*, 1895.

terreur de cet incident. Depuis cette époque (1er examen en mars 1897), la malade n'a absolument pas pu sortir seule. Le syndrome agoraphobique existe au complet. Elle a peur également de la solitude. Antérieurement elle était nerveuse, très émotive.

Quelques semaines avant le début de l'agoraphobie, mort d'un des enfants de la malade. D'autre part elle est jalouse ; rapports sexuels très rares avec son mari (tous les trois ou quatre mois). La névrose d'angoisse existe au complet avec émotivité, tristesse et pleurs sans motif, angoisses, etc. Fréquemment, bruits dans les oreilles. Quelques troubles gastriques.

L'examen a montré : Pas de stigmates hystériques, un peu de tremblement, catarrhe gastrique léger et atonie. Acuité auditive très diminuée avec la montre qui est perçue à 0 m. 20 au lieu de 1 m. 50. Tympan un peu scléreux.

Traitement. — KBr 3 grammes par jour. Insufflation d'air par les trompes d'Eustache. Amélioration.

Il semble que Freud, admettant une distinction bien tranchée entre les phobies et les obsessions, rejette ces dernières du cadre de la névrose anxieuse. Est-il possible d'établir une délimitation aussi nette. Nous disons phobie ou obsession suivant que c'est l'élément émotif ou l'élément représentatif qui domine. Mais ce dernier élément prenant progressivement de l'importance aux dépens du premier, ne peut-on pas dans une série de cas, ou dans la simple évolution d'un état anxieux, arriver par une transition insensible de la phobie à l'obsession ?

Tournier établit une distinction entre la névrose proprement dite et une *psychose d'angoisse*, forme plus avancée caractérisée surtout par les troubles de l'idéation.

par les obsessions dont nous venons de parler. Cette psychose d'angoisse serait fonction de l'étiologie sexuelle et de la dégénérescence héréditaire. L'observation que nous allons citer est un cas mixte de névrose ayant évolué vers la psychose. Elle est due au Dr Valentin (1). Nous la présentons résumée et commentée :

OBSERVATIONS 3

Mme D..., âgée de trente-neuf ans, fille d'un père rhumatisant et d'une mère nerveuse. Elle a toujours été nerveuse et irritable quoique ne présentant pas de stigmates d'hystérie. Après une enfance agitée et traversée par les émotions les plus diverses, elle fut mariée à seize ans presque contre son gré ; elle perdit son mari et se remaria. Jusqu'à trente-cinq ans, jamais elle n'avait éprouvé aucun plaisir dans ses rapports conjugaux. C'est à cet âge qu'elle ressentit pour la première fois l'orgasme vénérien, en pratiquant l'acte conjugal. « Cette impression inédite et tout à fait inattendue produisit chez elle un choc émotionnel intense : son imagination en fut vivement frappée et elle arriva à se demander si elle était comme les autres femmes, n'osant confier ses scrupules à son mari, de peur d'exciter ses railleries ou ses reproches. Pendant plusieurs mois, elle n'accomplit jamais l'acte sexuel sans se livrer à une incroyable tension d'esprit dans l'espoir d'empêcher l'orgasme vénérien de se produire. »

C'est vers cette époque que les crises d'angoisse apparurent, et vinrent se greffer sur un état de timidité préexistant. Elle eut dès lors la phobie de ne pouvoir regarder les gens en face. « Elle présente une sorte d'anxiété diffuse, qui redouble au moment où la malade se trouve en présence de quelqu'un, et

(1) *Revue de psychologie clinique*, mai 1909.

se transforme alors en une crise d'angoisse typique, avec palpitations, tremblements, sueurs froides, spasmes du larynx et de l'œsophage, obnubilation de la conscience, etc...

Elle a eu recours au stratagème suivant : Elle porte un binocle en verres ordinaires barbouillés de vaseline de façon à brouiller l'image des objets sans l'empêcher d'y voir suffisamment. Néanmoins, elle tient les yeux baissés, ne pouvant regarder en face son interlocuteur. Si on l'y oblige, elle y réussit avec peine, le globe oculaire tourne dans tous les sens autour de son axe avant de se fixer dans la position requise ; les paupières restent animées de battement rapides, la malade « recule la tête en arrière comme si la personne qui lui parle allait la heurter », elle est « tentée de cacher son visage dans ses mains », elle « sent dans les yeux une fatigue extraordinaire » est prise de vertige, perd l'équilibre et tombe en proie à l'attaque d'angoisse mentionnée plus haut.

Quelque temps après, un événement, banal en toute autre circonstance, vint influer encore sur cet état d'angoisse. Son mari avait fait l'acquisition d'un chien qui avait la malencontreuse habitude de flairer les gens au niveau de leurs parties génitales. Ce spectacle impressionna vivement Mme D... Quand elle recevait quelqu'un et que l'animal se trouvait là, elle ne pouvait empêcher son regard de suivre irrésistiblement le flair du chien. De là une gêne qui s'accentua progressivement chez elle jusqu'à lui faire perdre toute contenance. Elle ne pouvait plus regarder ses interlocuteurs sans que fatalement son regard s'abaissât vers leur région génitale. Elle en arriva à s'isoler complètement même de ses enfants, ne voyant plus que son mari, tellement son obsession était intense et sa crise d'angoisse douloureuse. Ainsi une image, qui eût été banale en tout autre cas, survenant sur un fonds d'angoisse chronique, créa une obsession qui alla jusqu'à l'impulsion puisque son regard prenait irrésistiblement la direction où l'entraînait l'image obsédante.

On pourrait donc admettre cette distinction entre la névrose proprement dite comprenant les symptômes nerveux ou purement émotionnels, et une psychose sexuelle dans laquelle on ferait entrer les troubles de l'idéation, obsessions, impulsions et dans certains cas hallucinations. Ces deux états morbides, bien que le plus souvent distincts et isolés, pourraient, comme c'est le cas dans l'observation précédente, n'être que deux stades évolutifs d'un même processus.

La psychose, bien que reconnaissant une étiologie sexuelle, n'évolue guère que sur un terrain névropathique, à la faveur de la dégénérescence héréditaire. M. le Dr Étienne Martin a publié le cas d'une femme qui, tourmentée par des désirs sexuels très intenses qu'elle ne pouvait satisfaire, a présenté des symptômes de névrose anxieuse. Mais bientôt se sont développés chez elle des troubles qui rentrent bien dans le cadre de la psychose, obsessions, hallucinations visuelles, liées à des sensations génitales et revêtant une intensité extraordinaire (*Archives d'anthropologie criminelle*, 1896).

Nous venons d'étudier les éléments purement psychiques de la névrose : angoisse chronique avec phobies et obsessions. Nous allons maintenant passer en revue les symptômes organiques.

Nous savons que toute émotion n'est pas seulement « une manifestation de la faculté de sensibilité », comme on l'admettait autrefois, mais bien un phénomène éminemment complexe qui met en jeu un nombre incalculable de phénomènes organiques. « Plus on y songe, dit Guyau, plus on est effrayé de la complexité de ce qu'on appelle un état de conscience, et du nombre indéterminable de sensations qu'il suppose. » Les appareils respiratoires, le cœur, la peau, les viscères, la vessie elle-même, « ce miroir de l'âme », suivant le mot d'un chirurgien, sont modifiés d'une manière spéciale dans toute émotion (1). Aussi ne devons-nous pas être surpris de voir les états anxieux s'accompagner de nombreux troubles organiques. En restant toujours sur le terrain clinique, nous décrirons rapidement les principaux symptômes organiques de la névrose d'angoisse.

Hecker, qui en a le premier donné un tableau clinique assez net, a insisté sur l'étude de ces troubles somatiques. Pour lui, non seulement ils accompagnent l'angoisse, mais ils peuvent en être les seuls représentants, constituant ainsi des équivalents somatiques », « des états larvés » de l'état anxieux.

Ils sont dans ces cas tellement prédominants que l'élément émotionnel, l'angoisse, n'est plus perçue par le malade qui n'a conscience que du trouble organique qui la représente.

Tous les symptômes organiques qui font partie de l'état émotionnel peuvent se rencontrer isolés et exagérés dans leur intensité, au point qu'on pourrait facilement méconnaître leur origine.

Ce sont des troubles nerveux, des paresthésies, sensations douloureuses comparables à l'aura des hystériques et surtout des vertiges. Ce n'est pas un vertige rotatoire comme celui de Menière. Il est comparable au vertige neurasthénique décrit par Bouveret, et caractérisé par une sensation de voile devant les yeux avec affaisse-

(1) Janet. — État mental des hystériques, *Les stigmates mentaux*, p. 214.

ment et tremblement des jambes qui deviennent lourdes et se dérobent. Cette attaque vertigineuse s'accompagne le plus souvent d'une sensation de malaise et d'angoisse la plus vive, avec troubles cardiaques et respiratoires.

La sensation d'oppression avec accélération des battements du cœur, dyspnée et angoisse, qui font partie intégrante de cet état émotionnel, peuvent revêtir dans certains cas une telle intensité qu'elles simulent l'angine de poitrine.

Parmi les troubles vaso-moteurs, nous signalerons les congestions brusques de la face, fréquentes surtout à la ménopause, avec parfois des sueurs abondantes.

On pourrait décrire divers troubles digestifs, entre autres des diarrhées nerveuses. Le symptôme le plus typique est une sensation de faim dévorante, survenant rapidement à toute heure de la journée, et s'accompagnant d'une extrême anxiété jusqu'à ce que le malade ait mangé. Le moindre aliment suffit d'ailleurs à calmer tous ces troubles. Si au contraire le malade ne mange pas, son anxiété augmente et il survient parfois une sensation de dérobement des jambes et de léger vertige, phénomènes analogues à ceux que nous avons déjà décrits.

Chez une femme présentant de nombreux symptômes de névrose d'angoisse, nous avons observé ce phémomène sous une forme particulière. Elle se réveillait pendant la nuit, avec une sensation de faim tellement intense et obsédante qu'elle était obligée de se lever pour manger.

Tels sont, rapidement esquissés, les phénomènes organiques et psychiques, qui constituent le tableau clinique de la névrose d'angoisse.

CHAPITRE III

ÉTIOLOGIE

Nous allons continuer l'étude de la névrose d'angoisse par son étiologie, qui consiste en des troubles dans l'exercice de la fonction génitale : telle est la cause essentielle ; des éléments étiologiques nombreux et variés (nervosisme, infections, surmenage, etc.) peuvent jouer le rôle de causes prédisposantes ou occasionnelles.

Il ne sera pas nécessaire d'insister longuement sur l'importance de la fonction sexuelle dans la vie organique, morale et sociale de l'homme. C'est, de toutes les fonctions vitales, celle qui met en jeu de la façon la plus intense et la plus variée tous les modes de l'activité nerveuse. Phénomènes sécrétoires ou vaso-moteurs qui sont sous la dépendance du sympathique, réflexes spinaux, phénomènes sensitifs et psychiques les plus complexes constituant les formes supérieures de l'amour et qui ont leur siège probable dans les zones corticales du cerveau. Tels sont quelques-uns des modes de l'activité nerveuse au service de la fonction sexuelle. Si de plus on considère le rôle prépondérant qu'occupe la vie sexuelle dans l'existence humaine, rôle qui se juge par l'importance qui lui est attribuée dans la littérature, le roman, le théâtre et les arts, on ne sera pas surpris qu'à toutes les époques de l'histoire les médecins aient attribué aux troubles sexuels une influence sur la genèse des troubles nerveux.

Si nous remontons aux origines même de la médecine, jusqu'à Galien et Hippocrate, (1) nous trouvons dans ces auteurs les descriptions de troubles les plus divers engendrés par la continence. Après une de ces descriptions, Hippocrate dans son livre des maladies des vierges conclut ainsi : « J'exhorte les jeunes filles qui souffrent de ces maux à s'unir aux hommes; si elles conçoivent, elles guériront. »

Sans remonter aussi loin, nous trouvons dans un ouvrage paru vers la fin du XVIIe siècle (2) une énumération des publications médicales sur les maladies produites par la privation des plaisirs vénériens. Nous citons les lignes suivantes sans autre prétention que de montrer qu'à toutes les époques cette question a préoccupé les esprits :

« Le docteur Jacques a donné une thèse, dans laquelle il cite beaucoup de maladies produites par la privation des plaisirs vénériens. Le docteur Reneaume a traité le même sujet dans une thèse sur la virginité claustrale.

« M. Zindel a publié une dissertation dans laquelle il a rassemblé des observations frappantes sur les maladies que peut produire une trop grande chasteté. M. de Sauvages a traité les dangers de la privation des plaisirs de

(1) Hippocrate. — *Traité des maladies des vierges.*
Galien. — *De semine*, lib. II, caput II.

(2) *De l'homme et de la femme dans le mariage.*

l'amour pour les femmes dont le tempérament est incompatible avec la continence. Elles sont, selon cet habile médecin, d'autant plus les victimes de leur feu qu'elles cherchent à le cacher plus soigneusement, *et elles tombent dans la tristesse, l'insomnie, le dégoût, la maigreur*, etc... »

Nous ne saurions nous arrêter longtemps à des descriptions aussi vagues et aussi peu précises que l'étaient alors les notions de la pathologie nerveuse, dans laquelle régnait l'anarchie la plus complète. L'hystérie comprenait confondus pêle-mêle les phénomènes nerveux les plus bizarres et les plus divers. Or ce protée névropathique était attribué à une cause unique. l'insuffisance de la satisfaction des désirs sexuels. C'était, se poursuivant à travers les âges, sous des formes nouvelles, la vieille doctrine d'Hippocrate : la matrice irritée par la continence, qui s'agitait et remontait vers le diaphragme..., etc.

Cette théorie pathogénique de l'hystérie, revêtant une forme plus scientifique, a vécu jusqu'à notre époque.

A la suite des travaux de Morel, de Briquet, de Charcot et des longues recherches poursuivies à la Salpêtrière, les conditions étiologiques de l'hystérie ont été bien précisées, et l'étiologie sexuelle a été rejetée dans l'ombre. Tombant d'un excès dans l'autre, par une réaction bien naturelle dans l'évolution de toutes les doctrines, cette notion de la valeur étiologique des troubles sexuels est tombée à peu près complètement dans l'oubli.

Pourtant Beard, en Amérique, étudiait le rôle de la fonction sexuelle. Mais il avait surtout en vue l'influence des excès sexuels et de la masturbation sur l'épuisement nerveux.

Sans rattacher à la continence, comme l'avaient fait les anciens, les troubles névropathiques les plus variés, on put faire la part des symptômes qui relèvent de cette cause.

Nous arrivons ainsi aux travaux de Freud, en Allemagne, de Tournier, en France, qui ont démontré l'influence spéciale de la non-satisfaction des désirs sexuels sur le développement de la névrose d'angoisse.

C'est cette étiologie sexuelle que nous allons maintenant étudier, en tenant compte des travaux de Freud, de Tschisch, de Tournier. Nous étudierons ses diverses formes, leur valeur étiologique et leur mode d'action.

Freud étudie ces troubles de la fonction sexuelle chez l'homme, puis chez la femme, examinant à part des cas communs aux deux sexes. Il semble que c'est compliquer inutilement la question. Nous étudierons donc la continence en général et les formes spéciales que lui impriment les diverses phases de la vie génitale, puberté, âge adulte, ménopause, puis une cause considérée comme spécifique et bien mise en relief par les neurologistes étrangers : le *coitus reservatus*.

L'insuffisance de la satisfaction sexuelle, telle est sous sa formule la plus générale la cause de la névrose anxieuse. Tournier comprend cette notion étiologique dans son acception la plus large. « La cause de cette excitation du système nerveux, dit-il, provient exclusivement dans les cas nombreux que j'ai observés de la non-satisfaction du sens sexuel éveillé, de la non-satisfaction de l'une ou de toutes ses modalités, sensations physiques, amour sentimental, amour des enfants. » C'est la continence, volontaire ou imposée par les nécessités sociales, qui réalise de la façon la plus générale ces conditions.

Mais pour qu'elle réalise l'état anxieux, elle doit être accompagnée d'une excitation génésique assez intense. Tournier insiste sur cette notion et il ajoute : « J'insiste sur le terme (sens génital) éveillé. La chasteté sans névrose anxieuse n'est pas absolument impossible quoique fort difficile, à en juger par les états anxieux qu'ont traversé la plupart des saintes. Elle nécessite pour exister sans souffrance le non-éveil du sens sexuel, occurence rare, même chez les jeunes filles à partir d'un certain âge. Toute cause susceptible d'éveiller les sens ou le sentiment réalise les conditions de manifestation de la névrose anxieuse si l'éveil n'est pas suivi d'un fonctionnement normal, de la satisfaction (1). »

Il semble que la continence puisse exister difficilement ssns s'accompagner d'excitation sexuelle, à moins que par un phénomène de transformation des forces, la somme d'énergie éveillée par l'instinct sexuel se traduise sous une autre forme. L'histoire de l'humanité montre bien en effet que les époques de chasteté, comme le moyen âge, sont aussi celles du mysticisme poussé jusqu'à la névrose, jusqu'au délire. On a pu dire, avec quelque exagération, il est vrai : « Le XIIIe siècle a voulu être continent, il a été hystérique. » A cette époque, l'amour s'identifiait à la religion ; « Dans la vie religieuse comme dans la vie laïque, dit le Dr Bournet (2), il y avait de l'ivresse cérébrale, une poussée désordonnée de sève intellectuelle, des extases amoureuses, qui au dire de Dante « faisaient tomber sans pouls et sans haleine ». Et il ajoute que ces

(1) TOURNIER. — *Loco cit.*
(2) Dr BOURNET. — *Saint François d'Assise.*

faits ne doivent pas étonner les neurologistes. « Ils savent qu'on déplace les passions, qu'on ne les détruit pas, qu'à l'insu même des cœurs ivres de chasteté, la nature retrouve toujours ses droits, qu'elle triomphe du mysticisme le plus oublieux de la réalité. »

Ces considérations, d'un ordre très général, tendent seulement à montrer combien il est difficile d'endormir le sens génital dans la continence, surtout si on est exposé aux causes habituelles d'excitation. Deux éléments interviennent ainsi : le tempérament individuel, les appétits sexuels, qui chez certains sujets sont vraiment hypertrophiés et les causes extérieures d'excitation sexuelle.

Le premier élément a parfois une importance capitale. Buffon (1) étudiant les troubles qui peuvent résulter de la continence, rapporte le cas de ce prêtre qui a décrit lui-même les tourments qu'il endura en voulant rester chaste, malgré l'intensité de ses désirs. Et l'auteur d'un ouvrage déjà cité, sur le même sujet, parle d'une jeune fille qui, « dévorée par son feu et conservant son âme pure avec une force étonnante, était sujette à des pollutions même dans le temps qu'elle gémissait de son malheur, aux pieds d'un confesseur décrépit et dégoûtant (2) ».

On conçoit que, avec de tels phénomènes d'excitation et à la faveur d'un terrain névropathique prédisposant, la névrose anxieuse puisse s'installer d'emblée.

Nombreuses sont, d'ailleurs, les causes extérieures d'excitation génitale. Pour les jeunes filles des classes sociales élevées, qui semblent y être le moins exposées, mille circonstances jouent le rôle d'excitant : les lectures,

(1) Buffon. — *Hist. naturelle.*
(2) L' *De l'homme et de la femme dans le mariage.*

le théâtre, la musique, la danse, la bicyclette, le cheval, les conversations et les relations avec les hommes même si elles ne vont pas jusqu'à ces pratiques énervantes habituelles aux « demi-vierges ».

Dans les classes sociales inférieures, il n'est pas besoin d'une analyse bien détaillée pour montrer que les promiscuités plus faciles et mille autres causes d'excitation agissent d'une façon encore plus directe.

Pour les jeunes gens et les adultes restés chastes, les mêmes causes interviennent avec peut-être plus d'intensité, éveillant et avivant le désir jusqu'à la surexcitation.

Cette influence étiologique de la virginité affecte une forme spéciale à l'adolescence. Freud admet qu'à cet âge, et surtout chez les jeunes filles, la brusque révélation du problème sexuel par des conversations, des lectures, la vue d'un acte génital, etc... peut être le point de départ de la névrose. Il est peut-être difficile dans ce cas de faire la part qui revient dans la genèse des troubles nerveux à cette brusque révélation, et celle qu'il convient d'attribuer aux premiers phénomènes d'excitation sexuelle consécutifs à cette révélation. On sait en effet combien sont intenses chez l'adolescent les premières manifestations de la vie sexuelle.

La période des fiançailles est une occasion d'excitation sexuelle fruste, qui si elle est intense et prolongée peut engendrer la névrose d'angoisse chez les jeunes filles et surtout chez les jeunes gens qui se soumettent à une continence prématrimoniale. L'observation suivante rentre dans cette catégorie.

OBSERVATION 4 (Gattel)

Johann E..., employé de poste, vingt-huit ans. Malade depuis un an. Gonorrhée il y a neuf ans. Depuis un an, dans son service, il lui arrive souvent des saisissements qui l'empêchent d'accomplir promptement son travail. A des intervalles de temps qu'il estime à trois semaines environ, il lui prend, quand il est seul, une angoisse violente et imprécise, qui cesse pourtant lorsqu'il se trouve avec ses parents et surtout lorsqu'il s'applique des compresses froides sur la tête et sur le cœur. Pas de troubles organiques.

Histoire sexuelle. — A dix-sept ans il s'est souvent masturbé cependant il eut bientôt des rapports normaux. Depuis deux ans et demi il est fiancé, et dans ses rendez-vous il prend souvent de petites privautés, sans arriver pourtant au coït. Il est alors extraordinairement excité, surtout parce que depuis ses fiançailles il n'a eu de rapports avec aucune autre femme.

Tournier insiste sur une variété étiologique fréquente chez les jeunes gens à l'esprit cultivé, qui « se font des joies de l'amour un tableau très flatteur. Leurs premières relations ayant lieu très souvent avec des prostituées ou avec des femmes de culture littéraire faible, il en résulte souvent un désenchantement profond. Le chant d'amour qui aurait détendu leur sentimentalité surexcitée n'a pas été chanté. Souvent, dès lors, le jeune homme se condamne, quoique très éveillé sexuellement, à la chasteté, d'où la névrose d'angoisse d'origine physique. ».

Il admet également que l'amour sentimental non satisfait suffit à réaliser la névrose. Un amour harmonique fait de sentiment et de sensation peut seul les satisfaire. Chez la femme, plus sentimentale que l'homme, un mécanisme analogue intervient.

« C'est, dit-il, une des causes les plus fréquentes que je connaisse, d'autant plus que, ultérieurement, l'amour sentimental s'en va, et que l'initiation voluptueuse ne se fait pas. » L'amour non partagé, trahi ou contrarié, ce thème habituel des romans, semble en effet pouvoir être cause d'états anxieux, dont on pourrait trouver de nombreuses descriptions dans la littérature.

Une autre variété de continence, capable de conduire plus sûrement encore à la névrose d'angoisse, c'est celle des gens qui, habitués à des plaisirs sexuels normaux en sont brusquement privés. Telle est l'angoisse des veuves, celle des femmes privées des rapports conjugaux, par l'absence du mari, une maladie, etc. Celle du mari qui reste continent pendant la grossesse de sa femme. Il est remarquable que les troubles anxieux coïncident toujours avec les périodes d'abstinence. Un cas encore plus fréquent est celui des jeunes gens qui après s'être livrés à beaucoup d'excès sexuels s'en privent brusquement, soit qu'ils aient contracté une maladie vénérienne, soit qu'ils redoutent ce danger, ou encore pour tout autre motif. Nous citerons à propos de ces variétés les observations suivantes empruntées au tableau statistique de Gattel. Nous avons déjà cité (obs. 1) une observation de ce genre, d'une malade que nous avons pu observer personnellement.

OBSERVATION 5

Ella L..., libraire, âgée de trente-quatre ans. Pas d'antécédents pathologiques. Présente depuis quatre ans de l'angoisse, de l'inquiétude, de l'oppression et des vertiges fréquents.

Mariée depuis sept ans, elle n'a pas d'enfant. Pendant les deux premières années de son mariage elle a eu des rapports normaux avec son mari. A cette époque, un médecin a constaté que le mari est atteint de diabète. Ce dernier a cessé dès lors tout rapport sexuel avec sa femme, qui souffre de cette privation, mais reste continente de peur d'aggraver par des rapports conjugaux la maladie de son mari.

OBSERVATION 6

Adolphe H..., employé, vingt-sept ans. Pas de maladie antérieure. Souffre depuis un mois de douleurs de tête, inquiétude et angoisse très vive. Continence complète depuis trois mois dans la crainte de contracter une maladie vénérienne, comme cela est arrivé à deux de ses amis.

OBSERVATION 7

Martin P.... employé, trente-trois ans. Rien à signaler dans les antécédents.

Marié depuis cinq ans, il est très heureux avec sa femme. Il se plaint seulement de troubles qu'il ne connaissait pas autrefois et qu'il ne considère pas comme bien sérieux. Il craint pourtant qu'il n'en résulte des complications plus graves : Quand il marche dans une rue, il ne peut se résoudre que très péniblement à la traverser, de même il lui est très pénible de traverser une place un peu large. Malgré l'angoisse qu'il éprouve, il a assez d'énergie pour se décider à accomplir ces actes. Il a présenté ces troubles pendant l'hiver 1893, l'automne 1895, l'été 1897, jusqu'à ce jour. Un séjour dans une station thermale pendant l'été 1895 n'a produit aucun effet et il lui tardait de rentrer chez lui.

Sa vie sexuelle peut se résumer ainsi :

De seize à dix-sept ans, il s'est livré à la masturbation qu'il a bientôt abandonnée. Il a eu à dix-huit ans son premier coït. Sa puissance et son plaisir sexuel étaient normaux. Marié en 1892, il a eu toujours avec sa femme des rapports normaux. Chaque fois qu'elle a été enceinte, à cinq mois; il s'est abstenu de tout rapport sexuel avec elle, craignant de compromettre la santé de sa femme ou la marche de la grossesse ; de sorte que chaque fois il restait continent pendant au moins six mois. Or le premier enfant est né en mars 1893, le deuxième en septembre 1895 et l'accouchement a été difficile ; le troisième en juillet 1897. Après la naissance du deuxième enfant, la femme a été longtemps malade, ce qui a prolongé la continence du mari. Il pense lui-même que ses états d'angoisse relèvent de cette cause.

Il est facile de remarquer dans cette observation que les périodes d'angoisse du mari correspondent d'une façon frappante aux grossesses de la femme et à la continence qui en résulte pour lui. Freud avait déjà insisté sur cette marche parallèle des symptômes et du trouble sexuel et il avait remarqué que chez les femmes pratiquant avec leurs maris le coït réservé, les périodes de grossesse, interrompant les rapports conjugaux, se marquaient chez la femme par une amélioration.

Nous pouvons rapprocher de ces cas une variété d'abstinence un peu anormale. C'est celle des masturbateurs qui renoncent brusquement à leur pratique sexuelle. Freud ne semble pas admettre la valeur étiologique de ce mode de continence. Pour lui, le coït est le seul acte adéquat qui permette la dépense de l'excitation sexuelle. La masturbation calme l'excitation physique, mais l'élément psychique du désir sexuel n'est pas satisfait dans cet acte. Cette théorie nous semble un peu excessive, et nous serions plutôt disposé à croire, avec Buiswanger (1), que la masturbation, surtout à la suite d'une certaine adaptation psychique due à l'habitude, peut devenir à peu près l'équivalent du coït. Loin de produire la névrose d'angoisse, elle en empêcherait au contraire le développement. Mais en revanche, fréquemment répétée, elle engendre la neurasthénie par le mécanisme de l'épuisement nerveux. C'est que, en effet, elle constitue un moyen de satisfaction que l'on a constamment à sa disposition, tandis que l'acte sexuel normal est plus difficilement réalisable avec une semblable fréquence.

On peut donc admettre qu'un sujet, privé brusquement de ce moyen de satisfaction sexuelle qui lui est habituel, acquière la névrose d'angoisse qui vient s'ajouter chez lui à la neurasthénie.

Le déclin de la vie sexuelle est souvent marqué par une phase d'excitation génésique intense et Brantôme a pu écrire un chapitre sur « aucunes dames vieilles qui aimaient à faire l'amour autant que les jeunes ». Or, à cette période de la vie, la femme, commençant à perdre ses charmes, parvient plus difficilement à satisfaire son désir sexuel, d'où l'angoisse de la ménopause.

L'ovariotomie, en créant une véritable ménopause arti-

(1) Buiswanger. — *Die Pathogenie und Therapie der Neurasthenie.*

ficielle, a, au point de vue qui nous occupe, la valeur d'une constatation expérimentale. Or on a constaté à la suite de cette opération des phénomènes nerveux parmi lesquels il n'est pas difficile de reconnaître des symptômes de la névrose anxieuse. Ce sont, comme à l'âge critique, des troubles vaso-moteurs, congestions brusques de la face, des « bouffées de chaleur accompagnées d'oppression et d'angoisse. Pensant étouffer la malade dégrafe ses vêtements, son visage portant l'empreinte d'une violente angoisse. » M. Levy qui a décrit ces troubles prétend les améliorer par la médication ovarienne qui suppléerait la sécrétion interne de l'ovaire (1).

Sur le seuil de la vieillesse l'homme a aussi sa période critique, se traduisant souvent par une nouvelle phase d'excitation sexuelle. De plus le désir persiste ou s'exagère alors que la puissance baisse et disparaît, d'où la production possible d'états anxieux.

Tournier insiste sur cette angoisse dans l'impuissance. La persistance du désir, alors que la fonction a disparu, s'expliquerait d'après cet auteur par la sécrétion interne des testicules. Nous pensons plutôt qu'il persiste dans ce cas un certain degré d'excitation psychique, d'érotisme cérébral assez intense pour expliquer le développement possible des troubles angoissants chez les impuissants et les eunuques.

Une variété étiologique qui, à notre connaissance, n'a guère été étudiée au point de vue qui nous occupe, c'est la perversion de l'instinct sexuel dans ses multiples formes. L'inverti sexuel, par exemple, par le fait qu'il est

(1) *Journal de médecine et chir. prat.* de Lucas-Championnière, 1900.

un anormal, trouve plus difficilement à satisfaire son désir. Or l'amour homosexuel revêt parfois une grande intensité. Il s'y joint le dégoût de la femme avec laquelle l'inverti, parfois marié, doit cohabiter. Ce sont là des éléments bien suffisants pour créer la névrose anxieuse. Moll dans son traité de l'inversion sexuelle rapporte le cas d'un médecin inverti, qui, épris d'une passion violente pour un jeune homme de ses amis, fut en proie pendant plusieurs années à une angoisse poignante, à une torture morale des plus cruelles, ce jeune homme ayant toujours refusé les avances de son ami.

A côté de ces variétés étiologiques, de ces diverses formes de continence, nous décrirons l'influence pathogène des troubles et anomalies de l'acte sexuel. Toutes les causes qui dans l'accomplissement de l'acte mettent obstacle au plaisir peuvent par leur action prolongée créer l'état d'angoisse. Cette condition étiologique se trouve réalisée d'une façon schématique dans le cas de cette femme dont nous avons reproduit l'observation (obs. 3, chap. II).

Se reprochant comme honteuses et inavouables les sensations génitales, elle déploie, durant l'acte conjugal, une incroyable tension d'esprit *pour empêcher ces sensations voluptueuses de se produire*. C'est alors qu'elle est envahie par l'état d'angoisse chronique avec phobie et obsession que nous avons décrit. Dans ce cas, c'est la volonté qui luttait contre le plaisir, contre le retour vers l'inconscient, suivant l'expression de Tournier, lutte angoissante analogue à celle qui caractérise l'obsession, dans laquelle la volonté lutte également contre l'envahissement d'une idée. Chez cette femme la tension génésique ne se dépensait pas dans l'acte. Elle se manifestait sous forme de tension émotive, d'angoisse, qui se surajoutait à l'angoisse de cette lutte antiphysiologique dont son esprit était le théâtre. Tel est le mécanisme schématique du développement de la névrose anxieuse.

Cette révolte de la volonté contre le plaisir est un cas exceptionnel. Fréquemment le plaisir disparait par suite de préoccupations étrangères à l'acte, qui créent une véritable dérivation psychique. Ces conditions sont réalisées dans le *coitus reservatus* auquel Freud attribue une grande valeur étiologique. La crainte d'une grossesse et les pratiques de malthusianisme qui en sont la conséquence, telle est la principale cause de névrose d'angoisse. Il en résulte pendant l'acte une préoccupation constante qui empêche le plaisir, « le retour vers l'inconscient » de se produire.

De plus, aux approches de l'orgasme, l'homme interrompt le coït, ce qui pour lui diminue le plaisir. Pour la femme, cette interruption brusque, à un moment d'excitation intense, réalise les mêmes conditions. En un mot, l'harmonie nécessaire à l'accomplissement normal de l'acte est rompue. Le plaisir, la dépense harmonique de l'excitation psychique et organique ne se produit pas, et progressivement, l'angoisse avec son cortège symptomatique se développe.

Il en est de même pour la femme dont le mari, ayant l'éjaculation précoce, ne peut répéter le coït immédiatement. Elle arrive à un certain degré d'excitation qui ensuite ne se dépense pas. C'est au coït interrompu que l'on a attribué la plus grande valeur étiologique. Après Freud, Tschisch en Russie a insisté sur cette cause.

Dans 17 observations de névrose d'angoisse pure (11 hommes et 6 femmes), il a toujours relevé l'influence étiologique du coït réservé. Dans la plupart de ces cas, c'est environ deux mois après le début de cette pratique que les premiers troubles ont apparu. Il a examiné spécialement deux malades qui ayant renoncé à cette pratique sexuelle, ont vu leurs troubles disparaître, pour reparaître ensuite chaque fois qu'ils réservaient le coït. Dans 37 cas, d'états anxieux mêlés à des symptômes de neurasthénie, il a observé le plus souvent l'influence étiologique du coït réservé.

Les nombreuses observations publiées par Gattel, de Berlin, ne sont pas moins concluantes. Dans 57 cas de névrose d'angoisse observés à Vienne dans le service du professeur von Krafft-Ebing, et dont il a publié les observations, il relève dans 24 cas le coït interrompu, comme cause spécifique, les autres cas résultant des diverses formes de continence et d'excitation génésique fruste dont nous avons déjà parlé.

Nous pouvons faire rentrer dans le même groupe de faits l'angoisse des jeunes mariées. Souvent elles ne trouvent aucun plaisir dans leurs premiers rapports conjugaux, qui même peuvent être douloureux. Ceci est réalisé surtout s'il existe un obstacle au coït (malformation, vaginisme, etc.) ou bien si le mari, par brutalité ou maladresse, rend plus pénible cette initiation. Pendant cette période d'éducation conjugale, c'est encore le défaut d'harmonie dans l'accomplissement de l'acte qui empêche le plaisir et crée l'état anxieux.

L'excitation sexuelle non satisfaite, telle est la formule générale qui résume tous les éléments étiologiques que nous venons de passer en revue. Comme nous l'avons énoncé au début de ce travail, c'est cette étiologie spéciale qui crée l'individualité du syndrôme d'angoisse, qui en fait une névrose particulière, une entité nosologique.

Mais à côté de cette cause spécifique, de nombreux éléments peuvent intervenir, à titre de causes prédisposantes (état névropathique antérieur) — ou occasionnelles, déterminant l'apparition d'une névrose jusque là latente (traumatisme, émotion, maladie). Et le rôle de ces éléments étiologiques secondaires est parfois indispensable dans la genèses de la névrose. En leur absence, la cause spécifique reste inefficace. Bien des gens pratiquent le *coitus reservatus* sans éprouver le moindre trouble nerveux, de même que nous absorbons tous du bacille de Koch sans en être incommodés alors que seuls les prédisposés succombent à la tuberculose.

Il serait à notre avis un peu prématuré d'établir une théorie pathogénique de la névrose d'angoisse. Nous avons essayé au cours de nos descriptions de montrer le mécanisme et l'enchaînement des phénomènes morbides que nous décrivions.

D'ailleurs, nous avons voulu simplement dans ce travail exposer l'état actuel d'une question encore neuve et qui demande à être contrôlée par beaucoup d'observations cliniques. Ne voulant pas nous lancer bien avant dans le champ des hypothèses, nous ne chercherons pas à établir comme a voulu le faire Freud la physiologie pathologique de la névrose anxieuse.

Il nous semble, toutefois, que des faits étudiés se dégagent les conceptions suivantes :

L'instinct sexuel manifeste son excitation par un état

de tension nerveuse et psychique « une sensation de plénitude, une sorte de besoin d'évacuation » (Féré). Normalement, cette tension doit se dépenser dans l'acte sexuel qui constitue une véritable crise avec mouvements, phénomènes sécrétoires vaso-moteurs, rougeur de la face, accélération du cœur et de la respiration, en un mot dépense d'énergie.

Que cette tension génésique ne se dépense pas ainsi dans cet acte, elle se transformera en angoisse, et s'écoulera dans une décharge émotionnelle, dans un accès, avec crises de larmes, mouvements, phénomènes vaso-moteurs, sécrétoires, cardiaques et respiratoires, bien analogues à ceux qui accompagnent l'acte sexuel. Ce sont là des phénomènes de transformation des forces, dont on pourrait trouver de nombreux exemples dans la vie organique comme dans le milieu cosmique.

Ainsi l'épilepsie est caractérisée par une accumulation dans les centres nerveux d'énergie motrice qui s'écoule brusquement dans la crise convulsive. Ne savons-nous pas que les crises comitiales supprimées peuvent se traduire par des équivalents psychiques et organiques, délire ambulatoire, impulsions, et même, pour Lombroso, manifestations géniales. Or le coït, avons-nous dit, est une crise avec dépense d'énergie et dépression consécutive. « *Coitus epilepsia brevis* », disaient les anciens. Nous dirons donc qu'il a comme l'épilepsie ses équivalents qui sont les accès d'angoisse.

CONCLUSIONS

I. — On peut détacher du tableau clinique de l'hystérie, de la neurasthénie et de la dégénérescence héréditaire un groupe de symptômes constituant une névrose spéciale bien individualisée au point de vue clinique et étiologique.

II. — L'élément fondamental de ce syndrome est un état chronique d'angoisses avec obsessions et phobies. Des troubles fonctionnels des divers organes (troubles vaso-moteurs, fausse angine de poitrine, dyspnée, boulimie, etc.), peuvent en faire partie à titre de symptômes satellites ou équivalents.

III. — Nous admettons donc l'existence d'une névrose d'angoisse relevant d'une étiologie bien spéciale, la non-satisfaction de l'excitation sexuelle.

BIBLIOGRAPHIE

BINSWANGER. — Die Pathogenie und Therapie der Neurasthenie.

BOURNET. — Saint-François d'Assise.

BRUN. — Thèse de Lyon, 1898.

BOUVERET. — La Neurasthénie, 1891.

BUFFON. — Histoire naturelle.

DUGUET. — Thèse de Lyon, 1899.

FÉRÉ. — Pathologie des émotions, 1892.

— L'Instinct sexuel, 1900.

FREUD. — *Neurologisches Centralblatt*, 1895.

— *Revue neurologique*, 1893.

GATTEL. — Über die sexuellen Ursachen der Neurasthenie und Angstneurose. Berlin, 1898.

HECKER. — *Centralblatt für Nervenheilkunde*, 1893.

HARTENBERG. — Congrès de Neurologie, Paris, 1900.

PIERRE JANET. — État mental des hystériques, t. I et II, 1892.

— Névroses et idées fixes.

KAAN. — Der Neurasthenische Angstaffect bei zwangsvorstellungen und der primordiale Grübelzwang.

LAURENT. — L'Amour morbide.

M. DE L.... — De l'homme et de la femme considérés physiquement dans l'état du mariage, 1762.

LANNOIS et TOURNIER. — *Annales des maladies de l'oreille et du larynx*, 1878.

LEVILLAIN. — La Neurasthénie, 1891.

MATHIEU. — La Neurasthénie, 1892.

MAGNAN et LEGRAIN. — Les Dégénérés, 1895.

Étienne Martin. — *Archives d'anthropologie criminelle*, 1896.

Montaigne. — Essais.

Morel. — *Archives de médecine*, 1866.

Marcel Prévost. — Les Demi-Vierges.

Pitres et Régis. — Congrès de Moscou, 1898.

Ritti. — *Dict. encycl. des sciences médicales*, 1877.

Tschisch. — VIe Congrès des médecins russes à Kiew, 1896.

Tournier. — Essai de classification étiologique des névroses, in *Archives d'anthropologie criminelle*, janvier 1900.

Valentin. — *Revue de psychologie clinique et thérapeutique*, 1900.

Westphall. — *Archiv für Psychiatrie*.

Imp. A. STORCK & Cie, rue de la Méditerranée, 8, Lyon.

www.ingramcontent.com/pod-product-compliance
Ingram Content Group UK Ltd.
Pitfield, Milton Keynes, MK11 3LW, UK
UKHW012109240726
13965UKWH00004B/1666